LE

ROUGET DU PORC

ET SON TRAITEMENT

(VACCINATION PASTORIENNE)

PAR

A. REVEL
Vétérinaire départemental à Rodez
Chevalier de l'Ordre du Mérite Agricole
Membre correspondant de la Société centrale de Médecine vétérinaire
Secrétaire de la Société d'Agriculture de l'Aveyron, etc., etc.

PARIS
ASSELIN ET HOUZEAU
LIBRAIRES DE LA FACULTÉ DE MÉDECINE
et de la Société Centrale de Médecine Vétérinaire
PLACE DE L'ÉCOLE-DE-MÉDECINE

1891

LE ROUGET DU PORC ET SON TRAITEMENT

(VACCINATION PASTORIENNE)

PAR

A. REVEL

Vétérinaire départemental à Rodez
Chevalier de l'Ordre du Mérite Agricole
Membre correspondant de la Société centrale de Médecine vétérinaire
Secrétaire de la Société d'Agriculture de l'Aveyron, etc., etc.

PARIS
ASSELIN ET HOUZEAU
LIBRAIRES DE LA FACULTÉ DE MÉDECINE
et de la Société Centrale de Médecine Vétérinaire
PLACE DE L'ÉCOLE-DE-MÉDECINE

1891

LE

ROUGET DU PORC

ET SON TRAITEMENT

CHAPITRE I

Le *Mal rouge du porc* ou *Rouget* est une maladie contagieuse qui enlève rapidement les malades dans la grande majorité des cas et occasionne des pertes souvent très considérables. Presque tout notre département, à l'exception de sa partie nord, lui paye tous les ans un tribut plus ou moins large. Mais il semble avoir des foyers de prédilection. Il existe certaines contrées, certains villages où la mortalité est toujours considérable. Il n'est pas rare de voir des hameaux où presque tous les porcs meurent parfois du rouget. Nous pourrions même citer telle localité où les propriétaires en ont acheté trois fois dans l'année et se sont trouvés encore sans animaux gras au mois de janvier suivant. Cependant il n'en est pas heureusement toujours ainsi. Le rouget fait comme toutes les maladies épidémiques.

Après avoir fait de très grands ravages certaines années,

à certaines époques, dans certaines contrées, il passe un temps plus ou moins long sans porter beaucoup de préjudices; mais, nous le répétons, il ne disparaît jamais complètement. De plus, bien souvent, il semble faire sa tournée néfaste d'une façon presque régulière. Telle année il règne avec violence dans une contrée; l'année suivante c'est dans une autre, et ainsi de suite, jusqu'à ce que tout le pays ait reçu sa visite meurtrière.

Voilà de quelle manière se conduit cette terrible affection dans nos contrées, surtout dans les régions du Ségala, où elle fait périr en moyenne plusieurs milliers de porcs tous les ans.

C'est pourquoi nous avons cru être utile à nos cultivateurs en leur traçant une description succincte du *mal rouge* et leur indiquant tous les moyens prônés par la science pour en préserver leurs animaux. Au reste, nous ne sommes pas les seuls à souffrir des atteintes du rouget.

Depuis fort longtemps l'attention a été appelée sur cette maladie. Observé en 1762 et 1765 en Suisse, en 1790 en Allemagne, en 1822 dans le nord-est de la France, en 1844 en Flandre, le Rouget fit encore de nombreux ravages en Allemagne de 1861 à 1865.

Mais jusque-là les observations n'avaient pas été nombreuses et n'étaient guère justes, car le rouget était confondu avec d'autres maladies. C'est surtout à partir de 1874 qu'il a été l'objet d'études particulières. Aussi n'a-t-on pas tardé à reconnaître que sa dissémination était grande. On l'observe tous les jours dans un certain nombre de départements et à l'étranger. Parfois les pertes qu'il occasionne sont énormes. Ainsi, aux États-Unis, d'après une statistique pour 1879, la mortalité, par le rouget, s'est élevée au chiffre de 900 000 têtes. En Bretagne, on a évalué à 3 millions de francs la valeur des porcs morts de ce mal en 1881. Dans cette même année plus de 20 000 porcs ont péri dans le Vaucluse et les environs. En Angleterre, en Allemagne, les désastres produits par le rouget sont dans les mêmes proportions. Enfin, nous le répétons, puisque cela nous concerne particulièrement, le mal rouge enlève presque tous les ans, dans notre département, deux ou trois mille porcs, quelquefois plus.

Causes.

Tant que la nature microbienne du Rouget n'a pas été établie d'une façon indiscutable par les belles études de Pasteur et Thuillier, on l'a rapporté à une infinité de causes. On a accusé tour à tour l'humidité, la sécheresse, les aliments avariés, moisis, fermentés, la malpropreté des auges et des porcheries, etc. Les esprits scientifiques ne pouvaient pas se contenter de pareilles explications. Certains ont alors dit, sans le prouver toutefois, que le mal était dû aux champignons microscopiques et autres infiniment petits que le porc avalait en grande quantité, grâce à sa nature gloutonne, en mangeant toutes sortes de matières en décomposition.

On a même cherché à établir un rapprochement entre le rouget et la fièvre typhoïde de l'homme ; de là les noms de *typhus*, *fièvre typhoïde* du porc qui ont été donnés à la maladie par plusieurs écrivains.

En 1877, le docteur Klein se livra à une étude approfondie du mal rouge ; il fit de très nombreuses expériences pour déterminer ses divers modes de propagation et, grâce aux lésions dominantes qu'il trouvait au poumon et aux intestins des animaux ayant succombé à la maladie, il donna à celle-ci le nom de *pneumo-entérite infectieuse* due à un bacille particulier qu'il avait découvert et cultivé. Dès lors, pour lui, la rougeur de la peau ne constitue plus le symptôme principal de la maladie ; aussi rejette-t-il les appellations de *rouget*, *mal rouge*, *pourpre*, *mal bleu*, *érysipèle malin*, *fièvre typhoïde*, etc., qui lui ont été données.

Ce savant ne se trompait pas sur la nature parasitaire de la maladie, mais il n'était pas encore parvenu à découvrir le véritable auteur du mal. Cette découverte ne date que de la fin de 1882. A la suite d'expériences entreprises à Bollène, dans le département de Vaucluse, par MM. Pasteur et Thuillier, l'Académie des sciences recevait de ces savants une note, datée du 2 décembre 1882, où on lit ce qui suit :

« I. — Le mal rouge des porcs est produit par un microbe spécial, facilement cultivable en dehors du corps des animaux. Il est si ténu qu'il peut échapper à une observation même très attentive. C'est du microbe du choléra des poules qu'il se rapproche le plus. Sa forme est encore celle d'un 8 de chiffre, mais plus fin, moins visible que celui du choléra. Il diffère essentiellement de ce dernier par ses propriétés physiologiques. Sans action sur les poules, il tue les lapins et les moutons. » Il tue aussi le pigeon.

« II. — Inoculé à l'état de pureté au porc, à des doses pour ainsi dire inappréciables, il amène promptement la maladie et la mort avec leurs caractères habituels dans les cas *spontanés*.

» III. — Le docteur Klein a publié à Londres, en 1878, un travail étendu sur le rouget qu'il appelle *pneumo-entérite du porc*; mais cet auteur s'est entièrement trompé sur la nature et les propriétés du parasite. Il a décrit comme microbe du mal rouge un bacille à spores, plus volumineux même que la bactéridie du charbon. Très différent du vrai microbe du rouget, le bacille du docteur Klein n'a, en outre, aucune relation avec l'étiologie de cette maladie. »

Ce qui prouve que le nouveau microbe est bien l'agent propagateur du mal c'est que la plus petite goutte d'une culture très pure injectée à un porc lui communique le rouget d'une manière invariable.

La nature parasitaire de l'affection est donc établie, c'est-à-dire qu'elle est due à la pénétration et à la multiplication du microbe pathogène dans l'organisme animal.

Il reste donc à savoir comment ce microbe ou, pour parler plus simplement, comment le virus peut pénétrer dans le corps des animaux et de quelle façon peut se pratiquer la contagion.

Le virus du rouget se multiplie dans le sang du porc avec une rapidité et en quantité telles qu'il devient plus ou moins rapidement un obstacle à la circulation du sang dans les vaisseaux capillaires, ce qui explique tout à la fois et les morts rapides et les suffusions sanguines à la peau qui lui donnent la couleur caractéristique du mal et les injections hémorrhagiques de l'estomac et des intestins que l'on trouve souvent à l'autopsie.

Cela fait que l'élément contagieux se trouve partout, dans le sang, la peau, l'intestin, le foie, la rate, le poumon et même dans les produits d'excrétion tels que la bave et les excréments.

On comprend donc facilement qu'une bête atteinte peut communiquer le mal à une bête saine en la flairant, en la touchant ou en déposant sur elle des produits morbides. La contagion est encore plus facile par l'ingestion d'aliments ou de boissons souillés par les malades. Le mal se transmet aussi par la cohabitation et le séjour d'animaux sains dans des lieux infectés ; la truie atteinte peut le communiquer à ses petits en les allaitant. Les débris cadavériques de porcs morts du rouget peuvent servir à le propager quelquefois même à des distances très grandes. Nous avons vu le mal transporté dans une ferme, où on ne l'avait pas connu jusque-là, par un chien qui avait apporté, d'assez loin, dans un pâturage, un os provenant d'un porc mort du mal rouge depuis quelque temps et non enfoui.

Tous ces divers moyens de propagation expliquent suffisamment la grande facilité avec laquelle le rouget peut se répandre ; ils font comprendre aussi pourquoi il est rare que le rouget se montre dans les porcheries à stabulation continue des divers établissements de notre pays où on entretient pourtant, d'une manière continue, un grand nombre d'animaux. Ici les porcheries ne sont pas infectées, c'est-à-dire qu'elles n'ont pas contenu de porcs atteints du du rouget ; les animaux n'allant pas au pâturage ne risquent pas de trouver de virus disséminé ; enfin, leur nourriture cuite n'est pas contaminée non plus. Pour que le mal rouge pénètre dans ces étables il faut qu'il y soit apporté du dehors et c'est ce qui peut arriver par l'introduction d'un animal atteint. Nous avons constaté une fois une contamination de cette nature.

Symptômes.

La maladie débute ordinairement par de la fièvre. L'animal a des frissons, les soies hérissées, la queue pendante ; les oreilles et les autres extrémités sont tantôt chaudes, tantôt froides ; les battements du cœur accélérés et les muqueuses apparentes sont d'un rouge brunâtre ; la température rectale est augmentée et peut arriver jusqu'à 42° ou 43° centigrades.

Le malade est triste et abattu ; dans sa loge il a une tendance à rester couché la tête enfoncée dans la litière et ne se remue que tout autant qu'on le tracasse. S'il fait partie d'un troupeau, il reste en arrière. Son appétit est fortement diminué ou nul au point de refuser même les friandises. Sa soif est modérée. Quelquefois il y a des vomissements et, au début, de la constipation. La diarrhée ne se déclare que vers la fin, lorsque la maladie est longue. En faisant marcher l'animal on remarque de la faiblesse dans son arrière-train. Ce symptôme augmente parfois jusqu'à simuler une vraie paralysie.

Enfin, le signe principal, c'est l'apparition, sur divers points de la peau, de taches d'un rouge plus ou moins foncé. Ces rougeurs, d'abord assez petites, s'étendent et se réunissent pour former de vastes plaques qui finissent par prendre une nuance violacée ou presque bleue. Ces taches s'observent particulièrement aux aisselles, aux jarrets, aux oreilles, au groin, sous le ventre et la poitrine, et au plat des cuisses. Parfois il y a un véritable engorgement facile à percevoir aux points où les rougeurs apparaissent; ces engorgements peuvent même devenir considérables au point de gêner la marche ou la respiration suivant les les parties affectées.

Enfin, il est certains cas de rouget où la peau ne devient pas rouge; c'est lorsque le mal se porte précipitamment sur les organes internes importants à la vie, intestins, poumon, cerveau. L'animal est tué avant que les suffusions sanguines se soient produites vers la peau.

Quelquefois on remarque un état de somnolence plus ou moins prononcée ou, au contraire, d'agitation qui sont l'indice de lésions cérébrales.

Les symptômes que nous venons d'énumérer sont plus ou moins marqués et progressent avec la maladie elle-même. Ils peuvent faire défaut ou bien disparaître jusqu'à guérison du malade.

Marche.

La marche du rouget est ordinairement rapide, même quand la maladie est bénigne. Quatre fois sur cinq il se termine par la mort. Sa durée varie de quelques heures à 2, 4, 8 jours. Dans les cas graves, la mort arrive rapidement. Il n'est pas rare de trouver morts dans la porcherie des porcs qu'on y a laissés en bonne santé peu de temps auparavant. Alors il est évident que le malade n'a pas présenté tous les symptômes énumérés plus haut.

Quand la maladie est, au contraire, bénigne, la guérison arrive assez vite, mais pas toujours complète. Elle peut se compliquer de maladie chronique intestinale. L'animal garde plus ou moins longtemps la diarrhée. Il digère mal, ne gagne pas et reste malingre. Quelquefois les jambes s'engorgent, surtout aux articulations, et la bête reste boiteuse.

Dans les cas mortels les symptômes de maladie s'accentuent plus ou moins vite. La couleur des taches devient violacée, plombée, presque noirâtre; la paralysie de l'arrière-train se complète; à la constipation peut succéder la diarrhée ; enfin la température après être montée à 42° et 43°, descend brusquement bien au-dessous de la moyenne de 40 degrés. Dans nos expériences nous avons constaté, quelques heures avant la mort d'un sujet, une température rectale de 35° seulement.

Diagnostic.

Le diagnostic du rouget est facile toutes les fois que la maladie se présente avec des signes bien marqués ; il est facilité par l'observation des habitudes ordinaires du malade et surtout de l'état sanitaire de la ferme et des environs. Il est évident que le mal est plus à craindre lorsqu'il règne dans le pays. On pourrait parfois confondre le rouget avec les maladies éruptives telles que la rougeole, l'urticaire. Mais les nombreux symptômes qui caractérisent le mal rouge ne permettent pas de le confondre avec ces affections bénignes. Enfin, il ne faut pas confondre les taches du rouget avec la couleur rouge que prend facilement la peau du porc, un peu avant sa mort ou immédiatement après, dans les maladies se terminant par des symptômes asphyxiques. Ici les taches sont mal circonscrites et sont surtout prononcées aux parties en contact avec le sol au moment de la mort.

Lésions.

Les cadavres des porcs morts du rouget offrent des lésions plus ou moins étendues, suivant la durée du mal ; plus la maladie a été courte, moins les lésions sont caractéristiques.

Ce qui frappe tout d'abord habituellement, ce sont les nombreuses taches ou plaques rouges ou violettes, que présente la peau aux diverses régions indiquées plus haut.

Ces taches sont quelquefois accompagnées de tuméfaction, et l'infiltration intéresse toute l'épaisseur du derme et même le tissu cellulaire sous-adjacent; le plus souvent la rougeur n'est que superficielle et ne va pas profondément.

Le péritoine est enflammé et présente des taches assez nombreuses et des hémorrhagies. Dans son intérieur on trouve un épanchement liquide et même des fausses membranes. La muqueuse de l'estomac et de l'intestin est aussi enflammée et infiltrée; elle présente des taches et des pointillés rouges nombreux, et son épithélium s'enlève facilement par plaques. La rate est quelquefois gonflée, tuméfiée par places, de couleur sombre, de consistance molle. Le foie est gonflé et plus foncé, moins ferme qu'à l'état naturel; les reins et la vessie, présentent aussi des signes de congestion. La muqueuse des premières voies respiratoires est également enflammée, souvent dépouillée de son épithélium. On peut trouver des taches hémorrhagiques, de l'œdème et même des ulcérations dans le pharynx et le larynx. Les bronches sont enflammées et contiennent une matière spumeuse, et le poumon est aussi plus ou moins congestionné ou hépatisé : on peut même y trouver des lésions de gangrène.

Le péricarde et le cœur peuvent offrir des ecchymoses. Le sang n'est pas sensiblement altéré; il se coagule et rougit au contact de l'air, ce qui permet de ne pas le confondre avec le sang charbonneux. Pourtant, dans les quelques cas où le rouget s'est compliqué de septicémie on trouve le sang noirâtre et non coagulé.

Enfin, les chairs sont mollasses, saigneuses, surtout lorsque la maladie a duré plusieurs jours.

Mais le signe principal du rouget, celui qui ne peut plus laisser de doute dans l'esprit, c'est la constatation du microbe spécial dans le sang et dans tous les tissus gorgés de ce liquide. Malheureusement cette constatation n'est pas à la portée de tout le monde, puisque cet infiniment petit ne peut être vu qu'à l'aide d'un puissant microscope.

Traitement.

Jusqu'au jour où le rouget a été connu dans sa nature parasitaire les traitements qu'on lui opposait étaient naturellement empreints de l'idée qu'on se faisait des causes qui étaient accusées de le produire.

C'est ainsi qu'on a conseillé tour à tour la saignée, les rafraîchissants, les bains froids, les purgatifs et vomitifs, etc., et tous ces traitements ont également réussi ou échoué, cela se conçoit.

Aujourd'hui que nous connaissons la vraie cause du rouget et sa nature contagieuse, il nous est bien plus facile d'instituer un traitement rationnel, curatif et surtout préservatif.

Hâtons-nous de dire pourtant que la guérison du porc atteint du mal est assez difficile et ne peut être obtenue que dans les cas assez bénins.

Dans tous les cas, il faut combattre la fièvre, la constipation et l'inflammation intestinales. On fera des frictions sinapisées sur le ventre et les membres; on donnera des lavements avec de la décoction de graine de lin à laquelle on ajoutera une cuillerée à bouche d'une solution phéniquée à 2 p. 100.

A l'intérieur, on donnera aux malades de la tisane de racine de guimauve dans laquelle on mettra une cuillerée de vin de gentiane phéniqué. Cette administration devra être répétée trois fois par jour. Les animaux seront tenus très chaudement dans une épaisse litière bien sèche. Enfin, il faudra combattre en même temps les complications qui peuvent survenir telles que bronchite, pneumonie, angine, engorgement des articulations, à l'aide de larges applications d'onguent vésicatoire sur la région affectée.

Mais, si le traitement curatif que nous venons d'exposer n'offre pas toute la garantie désirable, quoiqu'il soit assez souvent suivi de succès, il n'en est pas de même du traitetement prophylactique ou préservatif. Celui-ci comprend plusieurs indications.

En tout temps, pour maintenir les porcs à l'abri des atteintes du mal, il faut les soumettre à une bonne hygiène ; les loger dans des écuries saines et sèches; leur fournir une nourriture qui ne soit pas altérée ou imprégnée de moisissures ; veiller à une propreté absolue des auges et autres ustensiles qui servent à préparer ou à distribuer les aliments, et ne pas y laisser aigrir ceux-ci.

En temps d'épidémie on doit redoubler de surveillance dans l'exécution stricte de toutes les indications précédentes. En outre, on devra donner dans la nourriture, matin et soir, et pour chaque bête, une cuillerée à bouche de vin de gentiane phéniqué. En même temps on répandra dans les locaux un peu d'acide phénique brut délayé dans de l'eau à raison de 1 pour 100.

Enfin, si on vient à avoir des malades il faut les séparer immédiatement des animaux sains et procéder à la désinfection complète du local où ils ont séjourné. Nous dirons, au paragraphe consacré à la police sanitaire, en quoi consiste cette désinfection.

Nous avons à présent à nous occuper du vrai moyen, de l'unique moyen sûr de mettre ses porcs à l'abri du mal rouge, c'est-à-dire de la vaccination pastorienne.

Personne n'ignore aujourd'hui que, grâce aux admirables découvertes de l'illustre Pasteur, plusieurs maladies contagieuses peuvent être préservées par l'inoculation de virus atténués : ce sont le choléra des volailles, le charbon, le rouget et la rage.

Nos lecteurs nous sauront peut-être gré de leur tracer à grands traits l'histoire de ces découvertes.

CHAPITRE II

De la Vaccination Pastorienne.

Il y a très peu de temps encore, nous étions à peu près désarmés contre les maladies que nous venons de nommer.

Aujourd'hui, s'il est presque toujours impossible de guérir, nous pouvons préserver : résultat immense et consolant si nous songeons aux pertes effrayantes que les maladies contagieuses font subir annuellement à l'agriculture.

L'idée de vaccination ne date pas de nos jours. Depuis longtemps on avait essayé de cette pratique pour diverses maladies. Mais les résultats n'avaient pas été toujours encourageants. Dans bien des cas la maladie transmise avait été aussi funeste que la naturelle et les expérimentateurs s'étaient arrêtés.

Il y a un siècle, Jenner fit une grande découverte lorsque l'observation lui prouva que le virus de la *vaccine* de la vache, inoculé à l'homme, préservait ce dernier des atteintes de la *variole*. Les résultats de cette découverte ont été immenses pour l'humanité. La petite vérole qui faisait autrefois tant de ravages a disparu peu à peu, et on peut dire que si elle fait encore des victimes, c'est parce que nous sommes trop insouciants pour notre propre conservation : nous ne nous faisons pas vacciner tous les trois ou cinq ans, comme il le faudrait pour être tout à fait à l'abri de la contagion.

Comme on le voit, la vaccination humaine consiste donc à communiquer à la personne une maladie tout à fait bénigne, la vaccine, pour le préserver d'une maladie souvent mortelle, la variole.

Eh bien, la vaccination inventée par M. Pasteur ressemble beaucoup à celle de Jenner. On communique à l'animal une maladie bénigne pour le préserver d'une maladie mortelle. Mais elle en diffère pourtant par le produit employé comme vaccin.

Moins heureux que Jenner, personne n'a pu trouver une maladie contagieuse non mortelle capable de revêtir les organismes de l'immunité contre toutes ces affections incurables qui déciment nos animaux domestiques. M. Pasteur a été le premier à tourner cette difficulté en faisant du virus mortel son propre vaccin.

Depuis longtemps l'observation avait prouvé que plusieurs affections contagieuses ne récidivent pas, au moins d'un temps plus ou moins long.

Mais jusqu'à nos jours on ne connaissait pas la nature intime, la cause efficiente de ces maladies.

En 1850, Davaine découvrit, dans le sang des animaux morts du charbon, de petits corps filiformes d'un diamètre très réduit et d'une longueur variable. Sous le microscope ils avaient l'aspect de petits bâtonnets droits, immobiles, dispersés en tous sens entre les globules sanguins déformés. Là s'arrêta l'observation de Davaine : il ne reconnut ni le rôle, ni la nature de ces microbes ou *bactéridies*.

Ces bâtonnets furent depuis examinés par bien des savants. On dit même qu'ils étaient la cause du charbon, mais cette assertion ne fut pas soumise au creuset expérimental et trouva des détracteurs.

C'est seulement en 1877 que Pasteur et Toussaint, chacun de son côté, ont prouvé, par leurs belles expériences, ce rôle pathogène de la bactéridie.

Ils l'ont isolée et sont parvenus à la multiplier à l'infini dans des liquides divers, et, toujours, à sa vingtième comme à sa centième culture, elle a déterminé le charbon mortel chez les animaux qui l'avaient reçue en injection. Tandis que, d'un autre côté, tout sang charbonneux filtré n'a jamais pu déterminer la maladie, l'élément virulent, la bactéridie étant restée sur le filtre avec les autres matières solides.

La nature parasitaire du charbon était donc prouvée. Il était bien dû à cet infiniment petit qui, une fois introduit dans le sang par un moyen quelconque, s'y multiplie d'une façon prodigieuse et le rend tout à fait impropre à la vie.

Mais cette découverte paraissait soulever des objections dans la pratique. On se demandait, et avec un semblant de raison, comment le charbon pouvait se produire dans les fermes à des époques plus ou moins éloignées les unes des autres ; comment un pâturage où des cadavres avaient été enterrés depuis longtemps était encore apte à donner le charbon. Il aurait fallu que la bactéridie se conservât sur le sol. Or, peu de jours après la mort d'un charbonneux on n'en rencontre plus dans le sang. La pratique semblait contredire la théorie.

Pasteur et Toussaint ont trouvé l'explication de ces faits dans le rôle des *spores* qui succèdent à la bactéridie et qui résistent à la putréfaction et aux agents ordinaires de la destruction. Ces *spores* sont de petits corps arrondis ou un peu allongés qui se forment dans l'intérieur de la bactéridie arrivée à son développement normal. Ce sont, si l'on veut, les graines du champignon charbonneux, la bactéridie en étant le mycélium.

La spore charbonneuse peut se conserver de longues années dans le sol sans perdre de sa vitalité. Elle ne demande qu'un terrain favorable à son développement. Qu'elle arrive dans le sang d'un animal susceptible de l'infection charbonneuse ou qu'elle soit placée dans un liquide de culture approprié, elle donne immédiatement naissance à des bactéridies dont la multiplication sera très rapide jusqu'au point d'envahir en entier le milieu dans lequel leur mère a été transportée.

Tandis que la bactéridie ne se développe pas et meurt dans un liquide porté à une température supérieure à 42°, 45° sa spore résiste à celle de 80°. Une température supérieure à 80°, le feu et certains agents chimiques seuls peuvent la détruire sans retour.

Cette grande résistance de la spore charbonneuse explique comment le charbon peut se propager dans des pâturages où des animaux sont morts depuis un temps plus ou moins reculé.

Mais onobjectait encore que, du moment qu'il était nécessaire que cette spore pénétrât dans le sang de l'individu pour lui donner le mal, il était difficile de comprendre comment elle pouvait monter du fond de la fosse d'enfouissement à la surface du sol.

Cette nouvelle objection est également tombée devant les observations de M. Pasteur qui a prouvé que tous les insectes, les vers de terre surtout, qui vont chercher la nourriture dans l'humus formé aux dépens des cadavres, sont les principaux agents de transport des germes des parties profondes du sol jusqu'au dehors. Il prouvait aussi, en même temps, que le mal ne peut se prendre que par l'introduction des germes charbonneux dans le sang. Cette introduction a lieu surtout à travers les petites plaies, les piqûres que les animaux se font dans la bouche, sur les gencives, dans le gosier, en mangeant des aliments contenant des parties acérées et assez dures pour déterminer ces éraillures. Sa contagion peut aussi être faite par les piqûres de mouches venant de souiller leur dard sur des bêtes charbonneuses, et par tout autre moyen d'inoculation.

En même temps que M. Pasteur achevait d'établir l'étiologie du charbon, Toussaint, professeur vétérinaire à Toulouse, reconnaissait la nature parasitaire du choléra des poules en découvrant, dans le sang de l'oiseau atteint ou mort, un petit élément microscopique, un microbe en forme de 8. Il s'empresse de signaler le fait à M. Pasteur et lui envoie son nouveau-né. Le microbe est cultivé comme celui du charbon et la preuve expérimentale ne permet plus de douter qu'il ne soit l'agent unique de la propagation de la maladie chez les volailles.

Le 10 février 1880, M. Pasteur annonçait à l'Académie qu'à l'aide d'un procédé dont il se réservait encore le secret, il était parvenu à atténuer le microbe du choléra des poules au point qu'il ne tuait plus les animaux quoiqu'il les rendît malades. Mais, ce qu'il y avait de plus surprenant, c'est que les oiseaux inoculés avec le virus atténué n'étaient plus susceptibles de prendre le mal. Ils résistaient admirablement au virus fatalement mortel pour tous ceux qui n'avaient pas reçu l'inoculation minorative.

La transformation des virus en vaccins était trouvée et M. Pasteur prophétisait juste, lorsqu'il disait à la fin de sa communication :

« Il me paraît superflu de signaler les principales consé-
» quences des faits que je viens d'avoir l'honneur d'exposer
» devant l'Académie. Il en est deux cependant qu'il n'est
» peut-être pas sans utilité de mentionner ; c'est, d'une part,
» l'espoir d'obtenir des cultures artificielles de tous les virus ;
» de l'autre, une idée de rechercher des virus vaccins des
» maladies virulentes qui ont désolé à tant de reprises et
» désolent encore tous les jours l'humanité, et qui sont une
» des grandes plaies de l'agriculture dans l'élevage des
» animaux domestiques. «

Cinq mois plus tard, le 12 juillet 1880, Toussaint nous apprenait de son côté qu'il était parvenu à atténuer la virulence du sang charbonneux et à le transformer en vaccin au moyen de la chaleur. Il avait ainsi conféré à des moutons l'immunité contre le charbon.

Au mois d'octobre suivant, M. Pasteur faisait connaître le moyen de cultiver et d'atténuer le microbe du choléra des oiseaux. Les cultures étaient faites dans des bouillons stérilisés de muscles de poule, et leur atténuation basée sur l'observation de deux faits : 1° les cultures s'affaiblissent lentement, mais avec persistance, et transmettent cet affaiblissement aux ensemencements postérieurs ; 2° l'oxygène de l'air est l'agent principal de l'atténuation. De telle sorte qu'en faisant des semences tous les deux, quatre, six, huit mois, et sous l'action de l'oxygène, on obtient des microbes de plus en plus atténués, et, chose importante, ces microbes ainsi obtenus se multiplient ensuite dans de nouveaux liquides de culture en conservant leur dernier degré d'atténuation acquise. Ce sont, en un mot, de nouvelles *races* de microbes à virulence variable depuis ceux qui tuent jusqu'à ceux qui vaccinent.

Après ces heureuses observations, M. Pasteur chercha à transformer aussi la bactéridie charbonneuse en vaccin et il y parvint par des procédés à peu près analogues à ceux qu'il avait employés pour le microbe du choléra.

Les 28 février et 21 mars 1881 il fit savoir au monde entier qu'il serait facile de préserver du charbon les animaux domestiques en les vaccinant avec des virus atténués. Il avait déjà vacciné un grand nombre d'individus dans ses laboratoires et il était prêt à le faire sur une grande échelle dans les pays où le charbon sévit ordinairement.

A dater de ce moment un grand nombre d'expériences qui demeureront célèbres se firent dans beaucoup de contrées ou de villes de France et de l'étranger.

La première et la plus remarquable fut celle de Pouilly-le-Fort, près Melun.

On prit 60 moutons ; 10 furent gardés comme témoins et ne subirent aucune opération, 25 furent vaccinés et quatorze jours après on inocula du virus charbonneux très actif à ces 25 vaccinés et aux 25 non vaccinés. Le résultat ne se fit pas longtemps attendre : deux jours après, les 25 non vaccinés étaient morts tandis que les 25 vaccinés avaient conservé tous les signes de la santé.

Le succès éclatant de cette expérience eut un retentissement extraordinaire et partout on voulut la répéter. C'est ainsi que de pareils essais eurent lieu à Fresne, Chartres, Artenay, Toulouse, Nevers, Mer, Montpellier, Bordeaux, Angoulême, Clermont-Ferrand, etc., en Autriche, en Angleterre, en Allemagne, en Italie, en Suisse, en Espagne, et partout les résultats furent conformes aux premiers.

Toutes ces expériences étaient si concluantes que la pratique s'empara de suite du nouveau procédé de préservation du charbon. Aujourd'hui cette vaccination est très répandue dans les pays sujets à la maladie. C'est par millions qu'on peut compter les animaux mis ainsi à l'abri des atteintes du mal.

En même temps que M. Pasteur dotait la médecine vétérinaire du précieux moyen de préserver les animaux domestiques du charbon bactéridien, trois jeunes expérimentateurs de l'école vétérinaire de Lyon, MM. Arloing, Cornevin et Thomas, se livraient à des études et à des expériences nombreuses pour établir la nature de la variété de charbon qui se manifeste par des bosses emphysémateuses à développement très rapide et à issue ordinairement fatale, et ils ne tardaient pas à prouver que ce charbon, appelé symptomatique par Chabert, était totalement différent du charbon de Pasteur.

Le microbe de ce charbon appelé *bactérie* se montre sous la forme d'un bâtonnet plus court et surtout plus large que la bactéridie, arrondi à ses deux extrémités et presque toujours pourvu d'un noyau près de l'une d'elles. Au lieu de se multiplier dans le sang, comme la bactéridie, il se développe dans le tissu cellulaire en y déterminant une vraie fermentation putride. Tandis que le microbe de la fièvre charbonneuse est immobile, la *bactérie* du charbon à bosses est douée d'une excessive mobilté. Tandis que la bactéridie a besoin d'oxygène pour vivre, la bactérie est tuée par la présence de ce gaz : la première est *aérobie* et la seconde est *anaérobie*. Tandis que la bactéridie communique sûrement le charbon lorsqu'on l'introduit dans les veines, la bactérie ne tue pas dans les mêmes cas, au contraire : injectée, dans une certaine proportion, dans le torrent circulatoire, elle vaccine l'animal qui devient réfractaire à ce charbon. Enfin, ce qui achève de prouver que ces deux charbons sont bien différents, c'est qu'ils ne se préservent pas l'un l'autre. Tout animal vacciné contre le charbon bactéridien n'est pas réfractaire au bactérien et réciproquement. Cela revient à dire qu'on doit faire subir aux animaux les deux vaccinations dans les contrées où les deux variétés de charbons règnent à la fois.

Les savants lyonnais, après avoir trouvé le moyen de vacciner les animaux contre le charbon à bosses par l'injection intraveineuse du virus naturel, ont dû chercher un procédé plus simple et plus pratique, car le premier était plein de difficultés et de dangers. Ils sont parvenus à obtenir des virus atténués en les soumettant à des degrés de chaleur différents. Ces virus vaccins sont inoculés à la pointe de la queue à l'aide d'une seringue spéciale. L'opération se fait, comme pour le charbon bactéridien, en deux séances, à une douzaine de jours d'intervalle. A la première on inocule un vaccin obtenu à la température de 100° ; le second est préparé à une température de 78-80°.

Les résultats obtenus jusqu'à ce jour sont déjà nombreux et très satisfaisants.

Par ce que nous venons de dire, on voit combien les progrès s'ajoutent rapidement aux progrès dans la grande méthode de vaccination. A présent le branle est donné et nous ne pouvons pas prévoir où s'arrêteront ces admirables découvertes.

Depuis plusieurs années l'attention de M. Pasteur avait été attirée par M. Maucuer, vétérinaire à Bollène, dans le Vaucluse, sur le rouget du porc qui fait l'objet principal de ce travail.

Les études auxquelles se livrèrent, en 1882, M. Pasteur et Thuillier, de regrettée mémoire, ne tardèrent pas être courronnées de succès. Ils prouvèrent que le mal rouge était dû à un microbe de même forme que celui du choléra des poules, mais bien plus petit, ce qui pouvait expliquer facilement l'erreur commise par le docteur Klein, cinq ans plus tôt, lequel avait cru trouver la cause du mal dans des microorganismes bien plus grands qu'il avait découverts et dont il avait donné la description dans un mémoire en 1877.

Par la méthode des cultures et par leur inoculation lorsqu'elles sont arrivées à une pureté parfaite, nos savants établirent, d'une façon péremptoire, le rôle pathogène du microbe en 8 de chiffre à l'exclusion de tous autres.

Une fois ce point fixé, ils cherchèrent à l'atténuer et y parvinrent par un procédé différent de celui qui est employé pour le vaccin charbonneux.

Durant leurs études à Bollène, en novembre 1882, Pasteur et Thuillier, ayant remarqué que les lapins et les pigeons mourraient aussi du rouget, essayèrent de se servir de l'organisme de ces espèces animales pour atténuer le virus extrait du porc atteint du mal rouge. Les expériences auxquelles ils se livrèrent établirent que le microbe du porc s'exaltait dans sa virulence en passant par une série successive de pigeons, tandis qu'au contraire il perdait graduellement de son énergie virulente pour le porc en le faisant passer par l'organisme du lapin, à l'aide d'inoculations successives, quoiqu'il restât mortel pour ce dernier. De sorte que les porcs inoculés avec du virus de pigeon mouraient bien plus facilement que ceux qui recevaient le virus naturel ; tandis que ceux qui étaient soumis au virus tiré du lapin ne contractaient plus de maladie mortelle et se trouvaient, après leur guérison, tout à fait à l'abri des atteintes du rouget mortel.

Telles furent les bases qui servirent à la confection du vaccin contre le mal rouge du porc.

Ces faits, aussi étonnants qu'ils puissent paraître, sont rigoureusement exacts. Oui, certains microbes se modifient dans leur virulence en passant par des organismes divers, et, durant leurs migrations, ils s'acclimatent de mieux en mieux dans leur nouveau terrain d'existence et forment, pour ainsi dire, de nouvelles races différentes de l'espèce mère, par leur action nocive et, parfois même, par leur forme. M. Pasteur a eu l'occasion de faire ces observations dans plusieurs cas.

C'est ainsi qu'il a encore prouvé que le virus rabique augmente d'énergie pour le chien en passant par l'organisme de la plupart des espèces animales, tandis qu'il s'atténue jusqu'au point de se transformer en vaccin en passant par l'organisme du singe.

Dès que le vaccin du rouget fut trouvé, M. Pasteur et Thuillier vaccinèrent un grand nombre de porcs dans la Vaucluse, à la fin de l'année 1882. Au mois de septembre 1883, M. Maucucr, vétérinaire à Bollène, chargé de la surveillance des vaccinés, disait : « Aujourd'hui, la » vaccination préventive du rouget a fait ses preuves à » Bollène ; son efficacité vient d'être mise en évidence par » une épizootie exceptionnellement meurtrière, qui a fait » le vide dans toutes nos porcheries et n'a laissé, dans nos » campagnes, que les porcs vaccinés. Tous nos porcs vac- » cinés, sans exception, ont résisté à toutes les causes » possibles de la contagion. Ils ont vécu avec les malades, » ils ont couché sur la litière imprégnée de déjections des » moribonds ; ils ont mangé dans l'auge des victimes du » rouget ; ils ont été tenus enfermés plus de vingt-quatre « heures avec des morts et ils continuent à vivre dans des » porcheries non désinfectées. Le succès est admirable. »

La réussite de ces premières expériences pratiques engagea un certain nombre de sociétés agricoles ou vétérinaires à faire des essais de vaccination du rouget. Mais le résultat ne fut pas partout conforme à l'espoir. Sur plusieurs points de la France on signala des insuccès. Le même vaccin qui préservait les porcs de telle contrée tuait quelques sujets de tel autre pays.

Ces différences provenaient de ce que nos diverses races de porcs offraient des degrés de résistance très variables aux virus-vaccins.

On pensa un moment qu'on serait peut-être obligé de faire un vaccin spécial pour chaque variété de porcs.

M. Pasteur voulut se rendre compte de toutes ces divergences et suspendit l'envoi des vaccins.

C'est pourquoi nous n'avons pas pu faire, en décembre 1883, les expériences que nous avions projetées. Nous ne le regrettons pas, car, durant les premiers mois de 1884, M. Pasteur a soumis les vaccins à de nouvelles études et est parvenu à les mieux équilibrer et à les fixer définitivement. Aussi les expériences faites à dater de ce moment ont parfaitement réussi, là même où elles avaient donné quelques revers.

Voici ce qu'on lit dans un rapport de M. Herbet, vétérinaire, sur les expériences qu'il a faites, en 1883 et 1884, au nom du comice agricole de la Réole :

« Le 15 juin 1884, à midi, avec un nouveau premier » vaccin, j'inocule dix porcs limousins âgés de deux mois.

» Le 17, tous les inoculés sont atteints de fièvre et pré» sentent au point où la piqûre a été pratiquée, une tumeur » légèrement violacée dont le volume varie entre celui » d'une noisette et celui d'une noix.

» Le 26 du même mois, les 10 sujets sont inoculés avec » le second vaccin. Les jours qui suivent l'innoculation, » rien de particulier ne se produit. »

Le 25 septembre suivant M. Herbet prend du sang d'un porc, âgé de six mois, venant de succomber au mal rouge, et le fait ingérer aux 10 vaccinés et à 3 non vaccinés, à raison d'une cuillerée à café par tête mélangé avec des aliments.

Du 28 au 30, les 3 non vaccinés meurent du rouget Les 10 vaccinés ne sont pas atteints de la plus légère indisposition.

Et M. Herbet ajoute : — « Cette expérience est donc » entièrement concluante en faveur de l'inoculation pré» ventive. En outre, j'apprends que pendant l'été qui vient » de s'écouler plus de quatre mille porcs ont été inoculés » avec les mêmes vaccins qui ont servi à mes inoculations » du mois de juin. Aucun accident ne s'est produit à la » suite des inoculations et tous ces animaux ont résisté » au rouget spontané. »

Voilà où en était cette grande question de la vaccination du rouget du porc lorsque, grâce aux subsides votés par la Société d'agriculture de l'Aveyron nous avons pu procéder, à Rodez, aux belles expériences relatées ci-après.

Mais là ne se sont pas arrêtés les résultats pratiques

donnés par l'étude des virus transformés en leurs propres vaccins.

Tout le monde le sait aujourd'hui, la *rage*, cette terrible affection qui a eu de tout temps le triste privilège de résister à tous les moyens de traitement, quoi qu'en puissent dire tous ces *antirabiques*, ce tas de gens sans aveu, qui osent affirmer qu'ils possèdent le secret de la guérir, la *rage*, disons-nous, a été obligée de céder aux patientes et opiniâtres recherches de Pasteur.

Après cinq ou six ans d'études et d'expériences de toutes sortes, le savant est venu annoncer au monde étonné, que, par la vaccination, on prévenait le développement de la rage inoculée.

Aujourd'hui on compte par milliers les personnes mordues par des chiens enragés qui sont ainsi mises à l'abri du terrible mal. Et ce n'est plus seulement à Paris qu'il y a un établissement spécial, l'*Institut Pasteur*, pour le traitement de la rage, plusieurs capitales de l'ancien et du nouveau monde en possèdent déjà.

Cette nouvelle conquête de la science est immense; mais elle n'est pas complète. Ce qu'il faudrait, ce serait de couper le mal par la racine en en détruisant la cause; ce serait, par conséquent, de pouvoir empêcher le chien de devenir enragé. Pour cela il aurait fallu arriver à fabriquer du vaccin transportable à distance pouvant être mis à la disposition des vétérinaires et propre à rendre les chiens réfractaires à la rage. Malheureusement toutes les expériences faites dans cette direction ont échoué jusqu'à ce jour.

Enfin, nous ne saurions terminer ce chapitre sans annoncer que très probablement plusieurs autres maladies contagieuses humaines ou animales ne tarderont pas avoir leurs vaccins.

CHAPITRE III

Nos expériences de vaccination contre le rouget.

Après cette dissertation sur la découverte de la vaccination revenons à notre sujet, c'est-à-dire au vrai traitement préservatif du mal rouge du porc.

Comme nous l'avons déjà dit, pour mettre cet animal à l'abri de cette maladie il suffit de lui inoculer les virus atténués et préparés dans les laboratoires de M. Pasteur.

Et pour prouver toute l'efficacité de cette opération il nous suffira de relater ici les expériences que nous fîmes en janvier 1885. Nous ferons connaître ensuite les magnifiques résultats que nous ont donnés les nombreuses vaccivaccinations que nous avons pratiquées depuis, dans diverses régions du département.

Notre travail sera terminé par quelques indications sur la pratique des vaccinations, sur les conditions d'âge des sujets à opérer et sur les soins dont il faut les entourer durant la période du traitement.

Dès que MM. Pasteur et Thuillier eurent annoncé qu'ils avaient trouvé le vaccin contre le rouget, nous nous mîmes en devoir de prendre les mesures nécessaires pour faire connaître à nos éleveurs ce nouveau moyen de mettre leurs porcs à l'abri du rouget.

Nous résolûmes d'abord de faire des expériences publiques dans le sens de celles qui avaient été faites pour la vaccination charbonneuse à Pouilly-le-Fort et ailleurs.

A cet effet, nous nous adressâmes à M. Pasteur pour lui demander s'il pourrait nous livrer des vaccins et le prier, en même temps, de nous donner les indications nécessaires pour réussir dans notre entreprise.

A la date du 26 août 1883, M. Pasteur nous honorait d'une réponse tout à fait favorable à nos projets.

Sur notre proposition, la Société d'agriculture de l'Aveyron vota un crédit pour couvrir les frais des expériences, et, dès les premiers jours de décembre 1883, nous adressâmes à M. Pasteur une demande de premier vaccin. Mais au lieu de le recevoir comme il nous avait été promis trois mois auparavant, M. Loir, préparateur, nous faisait savoir le 25 décembre que « la vaccination du rouget ayant amené » quelques accidents, M. Pasteur désirait suspendre, pen- » dant quelque temps, l'envoi des vaccins ».

Ce contretemps et d'autres circonstances nous empêchèrent de donner suite à notre projet avant le commencement de 1885.

Pour la première fois, le 10 janvier 1885 nous avons vacciné huit porcelets âgés de trois mois.

Les jours suivants ils n'ont rien offert de particulier si ce n'est le n° 4 qui a présenté, tout autour de la piqûre, une plaque de couleur rouge violacé et d'un diamètre de 6 centimètres environ. Au toucher on sentait que la peau s'était épaissie en cet endroit. Cette tumeur, observée trois jours après l'inoculation, avait disparu trois ou quatre jours plus tard. Au surplus, pas la moindre fièvre ni chez ce sujet, ni chez les sept autres. Ils ont conservé la santé et l'appétit en entier.

Le 24 janvier, a eu lieu, à la cuisse droite, l'inoculation du deuxième vaccin reçu la veille.

Rien à signaler de particulier les jours qui ont suivi cette opération. Les porcelets continuent à être vifs, alertes et mangent comme s'ils n'avaient rien reçu.

Au bout de dix ou douze jours nous les considérons comme vaccinés, c'est-à-dire à l'abri des atteintes du mal rouge.

Il fallait le prouver.

Comme il nous était impossible de nous procurer un porc atteint ou mort récemment de cette maladie, nous nous adressâmes à M. Pasteur, qui voulut bien nous envoyer du virus virulent provenant d'une culture faite à l'aide du sang d'un porc mort du rouget depuis quelques jours.

Ce virus, arrivé par la poste le 10 février, à midi, est, le soir même, injecté sous la peau du plat de la cuisse gauche, à trois des porcs vaccinés et aux deux qui n'avaient pas été touchés jusqu'à ce jour. Chacun de ces animaux reçoit la même dose de virus, une division de la seringue Pravaz qui sert à la vaccination. Les trois vaccinés portent les nos 1, 4 et 6, et les deux non vaccinés 9 et 10.

Jusqu'au 13 au matin, rien de particulier à signaler. Mais ce jour-là le n° 10 présente, au point de la piqûre, une petite tumeur violacée de la dimension d'une grosse noisette. L'animal est encore gai et ne paraît pas indisposé.

Le lendemain 14, à neuf heures et demie du matin, la tumeur a augmenté d'étendue et la bête ne paraît pas avoir mangé quoiqu'elle soit encore agile.

Le soir, à quatre heures et demie, l'animal est manifestement malade. Il n'a rien mangé de tout le jour; il est triste, sa marche est traînante, sa respiration accélérée. N'ayant aucun aide sous la main, nous ne pouvons pas prendre sa température, mais la fièvre est évidente.

Le 15 février, à sept heures et demie du matin, le malade est encore plus triste. Son appétit est nul, sa marche pénible, traînante; ses membres semblent raides comme quatre piquets. Il reste couché le nez dans la paille. En le saisissant et le tenant couché ses mouvements de réaction sont mous, peu énergiques et ses cris affaiblis. La tumeur de la cuisse a disparu, mais par contre des plaques plus ou moins grandes, de couleur rouge violacé, se présentent au grasset, au flanc, à l'ars et sur les côtes. Enfin la fièvre est intense; le thermomètre, introduit dans le rectum, monte à 42°,5, la température moyenne étant de 40 degrés à l'état de santé.

Le porc n° 9, qui jusqu'ici n'avait rien présenté d'anormal, ni au point de l'inoculation, ni dans son état général, nous paraît un peu triste. Lorsqu'on lui porte à manger il va encore à l'auge, mais il se contente de sucer un peu de liquide et se retire. Sa température rectale est de 40°,8.

Le même jour, à quatre heures du soir, le n° 10 est très triste, reste couché et ne s'approche plus de l'auge. Les taches rouges de la peau augmentent d'étendue et de nombre. Sa marche est raide et titubante. Sa mort est proche.

Le n° 9 n'a pas mangé, mais il est encore assez alerte.

Le 16 au matin, à sept heures et demie, nous trouvons le n° 10 mort. Son cadavre est encore chaud. Ses cuisses, son ventre, son poitrail, ses ars, etc., sont couvert de plaques d'un rouge violacé intense.

Le soir, à quatre heures et demie, en présence d'un public nombreux, nous procédons à l'autopsie du mort qui nous offre les lésions du rouget : peau, muqueuse de l'estomac et des intestins enflammées; rate ramollie, noire et tuméfiée ; foie gonflé, foncé et friable ; sang noir, etc.

Nous donnons un peu de ces diverses parties aux cinq vaccinés n°s 2, 3, 5, 7 et 8, et à deux nouvaux porcs non vaccinés qui viennent d'arriver de la même porcherie d'où sont sortis les dix premiers.

Ces deux porcs sont d'une excellente santé ; l'un, marqué du n° 11, est de la même race que les précédents, et l'autre, le n° 12, est de race commune, à corps et jambes plus allongés, à soies et à tête plus grossières.

Le porc n° 9 n'a rien mangé et est plus triste, la respiration est accélérée. Des taches et des tumeurs aplaties, violacées se forment sur plusieurs points de la surface de son corps. Sa température est de 41°,8.

Durant les 17 et 18 février ce porc s'affaiblit de plus en plus et sa peau se couvre de plaques de rouget.

Les n°s 11 et 12 n'offrent encore rien de particulier ; leur appétit est très bon.

Le 19 au matin, le malade a toute sa peau d'un rouge violet foncé. Sa faiblesse est extrême. Il est dans un état de prostration complète. La chaleur animale disparaît. Le thermomètre, introduit profondément dans le rectum, ne marque plus que 35 degrés. La mort arrive dans la journée.

Le n° 12 n'a pas mangé et est triste ; il a un peu de fièvre : 40°,8.

Le n° 11 va bien.

Durant les 20, 21, 22 et 23 février, le porc n° 12 est dans le même état : air triste, marche nonchalante, respiration accélérée. Il ne mange pas ou presque pas. On voit apparaître sous le ventre, au plat des cuisses, aux grassets, quelques taches rouges qui, cependant, ne se développent pas.

Les mêmes symptômes apparaissent chez le n° 11 à partir du 24 et vont s'aggravant pendant deux jours, puis tout rentre dans l'ordre naturel. La maladie n'a pas pu se développer complètement.

Quant au n° 12, il se met à manger de nouveau peu à peu, et les taches ont disparu au 27 février. Sa physionomie est encore triste, mais on voit que la santé revient insensiblement.

En somme, on peut affirmer que les deux porcs non vaccinés, qui avaient mangé une bien petite partie de leur compagnon mort, ont été aux prises avec le mal rouge, mais, soit que leur organisme fût en partie réfractaire et impropre à la culture des microbes, soit que ces microbes se trouvassent trop affaiblis au moment de l'autopsie, la maladie a été bénigne. Au reste, ce résultat ne doit nullement étonner, puisque dans la pratique on voit souvent des porcs atteints du rouget guérir spontanément après avoir traîné plus ou moins de temps et offert des symptômes de gravité variable.

Ainsi donc, les quatre porcs non vaccinés, auxquels nous avions cherché à donner le mal par inoculation ou ingestion, ont été atteints du rouget ; tandis que les 8 vaccinés, soumis aux mêmes épreuves, n'ont pas manifesté la plus légère indisposition.

Les résultats de ces expériences étaient trop beaux pour que nous ne fussions pas convaincu de l'efficacité des vaccins contre le rouget ; aussi avons-nous pensé tout de suite à aller pratiquer la vaccination en grand dans les campagnes.

Vaccinations pratiques de 1885.

Grâce à la publicité donnée aux expériences qui précèdent, beaucoup de cultivateurs éprouvés par le rouget demandèrent à faire vacciner leurs porcelets, et la plupart les conduisirent aux cinq localités où l'opération devait être gratuite grâce aux fonds alloués par la Société d'agriculture et le Conseil général.

C'est ainsi que, durant l'année 1885, nous avons été appelé à vacciner 587 porcelets, appartenant à 77 propriétaires de 16 communes différentes.

Le succès de l'opération a été magnifique. Entre la première et la seconde inoculation il y a eu 7 morts, dont deux seulement ont paru être dues au rouget.

A G... plusieurs propriétaires venus des villages d'alentour ont eu, dès le soir même ou le lendemain de la première inoculation tous leurs porcs malades, ne voulant pas manger et ne pouvant pas aller du ventre. Cette constipation était si grande et si opiniâtre que beaucoup de jeunes sujets atteints seraient morts si les propriétaires n'avaient pas eu le soin de leur donner des lavements. Ainsi, l'un d'eux, n'ayant pas eu l'idée, assez à temps, de soumettre ses porcelets à ce traitement, en a perdu 4 sur 12, ce qui ne l'a pas empêché de ramener les 8 porcelets restants à la seconde opération.

Nous attribuâmes cet accident à la grande chaleur à laquelle on avait laissé exposés ces jeunes animaux pendant toute la journée, alors que la plupart des propriétaires avaient eu soin de les mettre à l'ombre, ou du moins de les ramener tout de suite chez eux. Et ce qui prouve que cette explication doit être la vraie c'est que pareil accident arrive très souvent aux porcelets qui vont se coucher, durant l'été, derrière un mur à l'exposition des rayons solaires. En tous cas, le rouget ne pouvait pas être accusé d'avoir tué ces quatre porcs attendu qu'ils n'en avaient offert aucun symptôme : la maladie s'était déclarée immédiatement après l'opération, et non deux ou trois jours après, comme cela serait arrivé si le vaccin l'avait déterminée. Si on avait eu affaire au rouget, de simples lavements n'auraient pas guéri tous les individus traités à temps.

La cinquième victime est due à une paraplégie de cause inconnue.

Quant aux deux porcelets morts du mal rouge, d'après les déclarations des propriétaires, entre la première et la deuxième vaccination, un seul paraîtrait avoir été tué par l'inoculation, car la jambe opérée s'engorgea énormément jusqu'à la croupe peu de jours après. Pourquoi? Nous n'en savons rien. Nous n'avons plus vu cet accident se produire. Le second a dû mourir du rouget spontané. En effet, il nous a été déclaré que plusieurs autres porcs étaient morts de ce mal, en même temps chez les voisins. De plus, il faut remarquer que les compagnons de cette victime n'ont pas même été indisposés à la suite de l'opération.

Mais, en supposant même que le vaccin aurait tué ces deux porcelets, le résultat de nos opérations n'en serait pas moins beau, puisque nous n'aurions à enregistrer que deux pertes sur 587, ce qui est insignifiant.

La grande masse des sujets vaccinés n'ont pas même été indisposés à la suite de la première inoculation. Un certain nombre d'individus ont offert pourtant un peu de fièvre pendant un ou deux jours. Enfin, plusieurs, sur le compte desquels nous aurons à revenir plus tard, ont été malades quelques jours après la première vaccination, et certains d'entre eux ont même traîné quelque temps. La plupart de ces derniers n'ont pas été ramenés à la seconde opération, ce qui fait que cette dernière n'a été pratiquée que sur 546, déduction faite des morts.

Nous n'avons pas pu reconnaître que la race eût la

moindre influence sur les suites de l'opération. Les 168 porcelets de race améliorée se sont comportés comme les 419 de race de pays plus ou moins commune.

Il en a été de même de l'âge qui s'est réparti ainsi : 5 porcs de 4 mois 1/4; 90 de 4 mois; 40 de 3 mois 1/2; 173 de 3 mois; 90 de 2 mois 1/2; 166 de 2 mois et 23 de 1 mois 1/2.

Il est bon de faire remarquer que les 23 porcelets âgés de 1 mois 1/2 seulement ont supporté le vaccin aussi bien que leurs frères aînés, ce qui prouvait que les animaux de notre pays peuvent être vaccinés à partir de cet âge, à la condition qu'ils soient bien portants et bien développés. En effet, depuis nous en avons vacciné beaucoup toujours avec succès.

A la suite de la seconde vaccination rien de particulier ne nous a été signalé. De temps en temps nous apprenions seulement que les opérés jouissaient d'une excellente santé et étaient respectés par le rouget alors que plusieurs de leurs frères non traités y succombaient.

Nous savons tous, en effet, que le mal rouge fait continuellement des vides dans nos porcheries, et la plupart des propriétaires qui avaient fait vacciner étaient du nombre de ceux qui payaient d'habitude un tribut plus ou moins onéreux à l'affection. Ainsi, 14 d'entre eux avaient déjà perdu 44 porcs au moment de l'opération depuis le 1er janvier 1885, et, en 1884, 44 de ces mêmes propriétaires en avaient vu mourir 242.

Pour les éleveurs, comme pour nous, il devait donc être très intéressant de savoir ce que seraient devenus les 580 vaccinés, un an après l'opération. C'est ce que nous a appris l'enquête dont nous allons donner la description.

Résultats des vaccinations de 1885.

Dans le but d'obtenir des renseignements précis, nous adressâmes un questionnaire aux 77 propriétaires de porcs vaccinés avec prière de le remplir et de nous le renvoyer. Afin d'éviter tout motif de refus la pièce était accompagnée d'une enveloppe timbrée et à notre adresse.

Les réponses ne se firent pas attendre et nous eûmes ainsi des renseignements sur 538 porcs.

Tous les propriétaires, à l'exception d'un seul, déclarèrent qu'aucun vacciné n'était mort du rouget. Celui qui avait éprouvé des pertes disait que sur huit vaccinés le mal rouge lui en avait enlevé quatre, en décembre 1885 et janvier 1886.

Ce fait nous parut si extraordinaire que nous crûmes devoir demander des explications à cette personne. Elle s'empressa de nous les fournir, et il en résulta pour nous que les porcelets devaient être morts d'une autre maladie que le rouget. En effet, le propriétaire nous disait, dans une lettre, que ces quatre porcs « avaient traînaillé quelques jours avant de mourir; qu'ils mangeaient un peu; qu'au moment où on les croyait hors d'affaire ils étaient trouvés morts à l'écurie, et qu'enfin ils devenaient rouge violacé *après leur mort* ». Au surplus, il déclarait avoir cru au rouget sans en être convaincu, et ajoutait au fond du bulletin que, malgré les pertes qu'il avait subies, il était satisfait de l'opération.

Jusqu'à preuve du contraire nous nous croyons donc autorisé à déclarer que ces quatre morts ne doivent pas être mises sur le compte du mal rouge.

Comment admettre, en effet, que la maladie aurait respecté tous les porcs vaccinés de 76 propriétaires dont plusieurs ont perdu des animaux non vaccinés, pour aller s'abattre uniquement *sur les vaccinés* d'une seule maison, qui en possédait en même temps de non vaccinés ?

Quoi qu'il en soit, passons aux autres vaccinés.

Plusieurs propriétaires, surtout ceux qui avaient eu les porcs malades après la première vaccination, ont vu des grosseurs plus ou moins nombreuses et prononcées se développer aux jambes d'un certain nombre de bêtes, et, oubliant que cette sorte de *goutte* est parfois fréquente dans le pays, ils ont accusé l'opération.

Nous ne savons vraiment pas si nous devons chercher à réfuter cette opinion. Comment veut-on que le virus atténué du mal rouge puisse produire ces grosseurs, ostéites et périostéites aux jambes, qui caractérisent ce qu'on appelle vulgairement la goutte et qui ne sont autre chose que des signes de rachitisme ? Cette affection, pour laquelle nous sommes très souvent consulté, est due à l'insalubrité des porcheries, à l'humidité, et à l'insuffisance, dans la nourriture, des principes salins destinés à la confection du système osseux. Voit-on jamais cette maladie chez les animaux bien logés et richement nourris ?

Dans le cas qui nous occupe, il y a eu simplement une malheureuse coïncidence. Nous ajouterons pourtant que la fièvre déterminée par le vaccin et par les fatigues du voyage des porcelets pour aller au lieu de l'opération et pour en revenir, jointes au défaut des moindres soins hygiéniques dont il est bon d'entourer les vaccinés, durant les quelques jours qui suivent, cette fièvre, disons-nous, a peut-être servi de coup de fouet à la goutte chez les individus qui la portaient en germe, qui la couvaient si on veut, et chez lesquels elle aurait paru infailliblement un peu plus tard.

Enfin, nous avons hâte de dire que les personnes qui attribuaient cette maladie à la vaccination sont seulement au nombre de trois, du même village, où, entre parenthèses, l'hygiène est encore inconnue. Six autres propriétaires ont eu quelques porcs goutteux, mais se sont bien gardés d'en accuser le vaccin ; l'un d'eux même nous déclarait qu'il en a tous les ans et nous demandait ce qu'il y aurait à faire pour les préserver ou les guérir.

Nous pensons que ces quelques explications suffiront pour éclairer les esprits indécis sur cette question.

Par contre, les autres 63 propriétaires qui ont bien voulu nous renvoyer le questionnaire étaient très satisfaits de l'opération et beaucoup manifestaient l'intention de vacciner tous les ans, étant convaincus que l'opération avait mis leurs porcs à l'abri du rouget. « Je crois avec la plus vive » *confiance* que la vaccination a préservé mes porcs; mille » remerciements ; très content, je crois cette opération par- » faite; je suis très satisfait de votre opération; je suis » dans la ferme croyance que la vaccination a préservé mes » porcs, et mes voisins, alors indifférents, sont aujourd'hui » partisans de l'opération; nous désirons que vous veniez » tous les ans; si vous voulez vous transporter à C..., nous » vous écrirons, car il y en a beaucoup qui désirent les » faire vacciner, etc., etc. » Telles sont les réponses que les cultivateurs avaient écrites en regard des deux questions suivantes : *Êtes-vous satisfait de la vaccination? Croyez-vous qu'elle a préservé vos porcs ?* Un propriétaire de 13 porcs vaccinés qui a vu mourir dans son village presque tous les non-vaccinés manifestait son enthousiasme dans les termes suivants : « J'ai une grande satisfaction de mes » porcs. Je ne peux pas m'empêcher de dire : Vive l'inven- » teur du vaccin! et j'espère que nous y reviendrons cette » année avec beaucoup plus de ferveur (*sic*) et de confiance. »

Mais toutes ces déclarations et appréciations dictées par la conviction qui est entrée dans l'esprit des agriculteurs, ne sont rien en comparaison des chiffres que nous avons pu relever sur les questionnaires remplis. Ici nous trouvons la preuve irréfragable de la valeur préservatrice de la vaccination.

Tandis que les 530 porcs vaccinés, sur le compte desquels nous sommes fixé, n'ont fourni aucune victime au mal rouge, les non-vaccinés qui se trouvaient avec eux ou autour d'eux ont perdu 556 individus du terrible mal; ce nombre très important se décompose ainsi : 43 porcs sont morts du mal rouge dans les porcheries de douze propriétaires contenant des porcs vaccinés, 187 ont péri chez les propriétaires voisins de ceux qui avaient des porcs vaccinés, et 326 dans les villages immédiatement voisins.

Il est bon de faire remarquer que ce dernier nombre est évidemment au-dessous de la vérité, car les propriétaires n'ont pu nous donner que les chiffres qu'ils connaissaient, et il est impossible qu'ils aient eu avis de tous les cas de rouget qui s'étaient produits dans les villages autres que les leurs.

Quant aux localités plus éloignées, l'enquête nous a founi des renseignements moins précis, mais suffisants pour établir que le mal rouge a exercé, dans beaucoup d'endroits, des ravages parfois énormes.

Il nous est cité des villages où on a perdu des 20, 30, 40, 60 porcs et plus. On a évalué à 6000 francs la perte subie par le seul village de Manhac. « Belpech, commune » de Saint-André, nous dit un propriétaire, s'est plié ; on » n'a conservé qu'un seul porc sur 40 environ. »

« Le village de Calmont, nous dit un autre, a été ru- » dement éprouvé ; il y a pour plus de 3000 francs de » pertes. » Par ces quelques citations on peut se faire une idée des ravages exercés par le mal rouge.

Et pendant que le terrible fléau faisait des victimes partout, il était forcé de respecter tous ceux qui avaient reçu en inoculation le merveilleux liquide pasteurien. Ceux-ci ont eu beau rester dans l'étable infectée, vivre au milieu des malades et des morts, manger à la même auge qu'eux, ils ont résisté à toute contagion.

Quelles plus éclatantes preuves pourrait-on offrir de la valeur prophylactique de la vaccination contre le rouget ! Ces splendides résultats sont bien le complément des expériences de février 1885.

Cependant nous avons appris depuis, que trois ou quatre mois après l'enquête, un cultivateur avait perdu du rouget, au moins d'après lui, car aucun vétérinaire n'a constaté le fait, cinq ou six porcs sur 11 qui avaient été vaccinés l'année précédente. Si cette affection a réellement enlevé ces animaux, comme l'a affirmé le propriétaire, cela prouverait que l'immunité n'avait pas été acquise ou bien qu'elle n'a duré que quatorze ou quinze mois.

Mais les nombreuses observations que nous avons pu faire depuis cette époque nous permettent de dire que très probablement les porcs dont il s'agit n'ont pas succombé au rouget.

Vaccinations de 1886.

Les magnifiques résultats donnés par les vaccinations de 1885 auraient dû ouvrir les yeux à tous les éleveurs des contrées où elles avaient été faites. Malheureusement il n'en a pas été ainsi. Bien des gens n'ont pas été convaincus, ou plutôt l'apathie et l'esprit routinier les ont empêchés de recourir, en 1886, à l'opération. Il faut pourtant faire remarquer que, durant cette année-là, le rouget a fait peu de victimes dans plusieurs des contrées où nous avions vacciné en 1885. Enfin, dans le pays où se sont montrées le plus de complications de goutte, on a continué à accuser le vaccin de les avoir déterminées. Nous avons dit plus haut ce qu'il fallait en penser.

Donc, au lieu de vacciner, en 1886, des milliers d'animaux, comme on aurait pu le croire, nous n'avons été appelé à opérer que 502 porcelets appartenant à 54 propriétaires dont la plupart sont d'une contrée où il y avait eu 76 bêtes traitées en 1885. Dans ce pays, toujours décimé par le mal, non seulement les propriétaires de l'année précédente ont fait opérer de nouveau, mais aussi beaucoup de leurs voisins qui avaient vu mourir pas mal de leurs porcs, tandis que les premiers avaient conservé tous leurs opérés. Ainsi, nous pourrions citer un village dont un habitant avait fait vacciner 13 porcelets en 1885 où nous avons eu à inoculer, en 1886, 72 bêtes appartenant à 14 propriétaires.

Nous devons pourtant ajouter que, sans les conditions d'âge exigées pour l'opération et sans les vacances du laboratoire Pasteur nous aurions vacciné, dans la contrée en question et ailleurs, un bien plus grand nombre d'animaux. Enfin, il faut bien le dire aussi, l'opération n'était plus gratuite, et cette grosse pièce de cinquante centimes que nous demandions pour la faire devait éloigner bien des gens.

Les 502 vaccinés, dont 86 de race améliorée, se sont répartis pour l'âge de la manière suivante : 4 d'un mois 1/2, 71 de 2 mois, 56 de 2 mois 1/2, 332 de 3 mois, 84 de 3 mois 1/2, 37 de 4 mois, 9 de 4 mois 1/2 et 9 de 5 mois 1/2.

Comme en 1885, nous n'avons pas remarqué que la race ou l'âge aient eu la moindre influence sur les suites de l'opération. Les 9 porcs âgés de 5 mois 1/2 qui ont été opérés sur la demande expresse de deux propriétaires ont très bien supporté l'opération et se sont conservés en bonne santé.

Toutes les vaccinations se sont faites dans de très bonnes conditions. Tout en opérant en pleine épidémie, nous n'avons perdu, entre la première et la deuxième inoculation, que douze animaux dont 5 seulement ont paru être atteints du rouget spontané. Nous ne croyons pas qu'aucune de ces morts doive être mise sur le compte de la vaccination.

Nous n'avons plus eu à enregistrer non plus de cas de goutte, et nous croyons pouvoir attribuer ce résultat aux soins hygiéniques dont nous faisons entourer les porcs pendant tout le temps de l'action active des vaccins, c'est-à-dire jusqu'à sept à huit jours après la seconde inoculation.

Nous prescrivons d'une manière formelle qu'on ne fasse pas trop manger les sujets ; qu'on les tienne propres et chauds et qu'on ne les laisse pas exposés ni à la pluie, ni à une grande chaleur.

Tous ceux qui ont suivi ces conseils nous ont affirmé que leurs opérés n'avaient pas ou presque pas manifesté de fièvre, tandis que trois propriétaires les ont eu plus ou moins malades, un pour les avoir laisser mouiller et deux pour les avoir envoyés, de grand matin, sur un trèfle encore couvert de gelée blanche, et tout cela, deux à quatre jours après la première inoculation. Un de ces derniers propriétaires en a perdu trois de ce fait, dans l'espace de deux ou trois jours.

A la suite de la deuxième inoculation on ne nous a signalé rien de particulier. Nous avons seulement appris, de temps à autre, que les vaccinés se portaient à merveille. Au reste, l'enquête que nous avons faite, un an après, nous a prouvé que les vaccinations de 1886 avaient été tout aussi heureuses, sinon plus, que celle de 1885.

Nous n'entrerons pas dans des détails au sujet de cette enquête comme aussi des renseignements pris au moment des vaccinations de 1886. Nous ne pourrions que répéter à peu près ce que nous avons dit au sujet de celles de 1885. Nous nous contenterons donc de faire remarquer que tous les propriétaires ont répondu invariablement que *pas un* vacciné de 1886 n'a été atteint du mal rouge, tandis que la mortalité n'a pas été rare parmi les non-vaccinés, soit dans les étables même des opérés, soit dans celles des voisins qui n'avaient pas voulu recourir à la vaccination. D'après l'enquête, plus de 500 porcs de tout âge, non vaccinés, sont morts, dans l'espace d'un an après les opérations, dans les contrées où nous avions inoculé leurs compagnons.

On peut donc affirmer, comme l'année précédente, que l'inoculation pasteurienne a mis à l'abri du rouget les 502 opérés dans les mois d'avril, juillet, août, octobre et novembre 1886.

Au reste, les tableaux ci-après permettront au lecteur d'embrasser d'un coup d'œil les beaux résultats des vaccinations de 1885 et 1886.

Depuis cette époque nous avons vacciné encore plusieurs milliers de porcs sans que le succès ait fait défaut; et nous avons été très heureux de voir que plusieurs de nos confrères étaient enfin appelés, par leurs clients, pour inoculer à leurs animaux les vaccins pastoriens.

Cela prouve que, malgré la routine et l'ignorance dans lesquelles sont plongés nos petits cultivateurs, la vérité commence à se faire jour; les gens convaincus augmentent insensiblement.

Nous devons faire remarquer d'une façon toute spéciale que peu à peu nous avons dépassé de beaucoup l'âge de 4 mois, assigné primitivement par M. Pasteur comme limite extrême pour pouvoir opérer. Aujourd'hui nous vaccinons hardiment jusqu'à 7 ou 8 mois; nous n'avons jamais eu d'accident, et de plus, point essentiel, les animaux opérés dans ces conditions nous ont paru avoir acquis l'immunité puisqu'ils ont résisté à toutes les contagions naturelles.

CONCLUSIONS

De toutes les expériences de vaccination que nous venons de relater, il résulte, d'une façon évidente, que le virus atténué du rouget met parfaitement le porc à l'abri de cette maladie. Les nombreux vides qui se sont toujours faits autour des vaccinés, parmi ceux qui ne l'étaient pas, le prouvent suffisamment.

Comme nous l'avons déjà dit, nous n'avons pas compris que les porcs de race améliorée, c'est-à-dire contenant plus ou moins de sang anglais, soient plus sensibles aux vaccins que ceux de race commune.

Il en est de même en ce qui concerne l'âge; et il résulte même de nos expériences qu'on peut, au moins dans notre pays, vacciner utilement les porcs depuis l'âge de 1 mois 1/2 jusqu'à 7 ou 8 mois.

PRATIQUE DE LA VACCINATION

Le liquide vaccinal est envoyé aux vétérinaires dans des tubes en verre fermés par un bouchon en caoutchouc, et portant l'étiquette *premier vaccin* ou *deuxième vaccin*. C'est ce liquide qu'il faut injecter sous la peau de la face interne des cuisses, à l'aide d'une seringue Pravaz, spécialement fabriquée pour les vaccinations. La tige du piston de l'instrument est divisée en 8 parties par des numé-

Tableau indiquant les résultats définitifs des vaccinations de 1885.

Numéros d'ordre des communes où ont été faites des vaccinations.	Nombre de vaccinés.	Age (en mois).							Race		Renseignements obtenus sur	Morts entre la 1re et la 2e vaccination.	Vaccinés morts dans les 8 jours suivant la 2e opération.	Vaccinés morts du rouget à la fin de 1886.	Non vaccinés morts du rouget de juillet 1885 au 1er août 1886.			Morts du rouget avant l'opération chez les propriétaires qui ont fait vacciner.		
		1 1/2	2	2 1/2	3	3 1/2	4	4 1/2	Commune.	Améliorée.					Dans des étables de vaccinés.	Chez les voisins qui n'ont pas fait vacciner.	Dans les villages voisins.	En 1885.	En 1884.	En 1883.
1	2	3	4	5	6	7	8	9	10	11	12	13	14	15	16	17	18	19	20	21
1	83	»	26	14	25	9	9	»	33	50	83	»	»	»	1 p. 4	7	28	2	39	11
2	16	»	»	»	»	»	16	»	»	16	16	1 (a)	»	»	»	»	»	»	11	5
3	11	»	»	»	11	»	»	»	6	5	11	»	»	»	»	3	17	»	11	7
4	21	»	»	»	7	10	4	»	»	21	21	»	»	»	»	22	40	3	10	3
5	18	»	11	»	»	»	7	»	7	11	18	»	»	»	1 p. 4	»	»	»	8	»
6	17	»	17	»	»	»	»	»	17	»	17	»	»	»	»	15	»	»	»	»
7	8	»	8	»	»	»	»	»	8	»	7	1 (b)	»	»	»	5	25	»	»	»
8	35	»	25	»	8	»	2	»	35	»	26	»	»	»	»	4	16	»	11	»
9	26	8	»	18	»	»	»	»	26	»	26	»	»	»	»	»	»	»	»	»
10	72	»	5	19	31	7	10	»	67	5	33	4 (c)	»	»	»	60	3	»	13	1
11	6	»	6	»	»	»	»	»	6	»	6	»	»	»	»	»	»	»	»	4
12	46	»	11	6	25	»	4	»	11	35	46	»	»	»	2 p. 5	»	4	2	4	»
13	7	»	»	»	»	7	»	»	7	»	7	»	»	»	1 p. 2	5	70	2	»	»
14	58	»	21	22	8	7	»	»	51	7	58	»	»	»	1 p. 1	46	40	4	28	14
15	43	»	»	6	37	»	»	»	25	18	43	»	»	»	2 p. 14	1	74	8	29	7
16	120	15	36	5	21	»	38	5	120	»	120	1 (d)	»	9 (e)	4 p. 13	19	9	23	78	56
	587	23	166	90	173	40	90	5	419	168	538	7	»	9	43 à 12 pr.	187	326	44 à 14 pr.	242 à 44 pr.	108 à 20 pr.

(a) Mort des suites de la vaccination ; la cuisse inoculée s'est engorgée fortement. — (b) Mort de paraplégie progressive. — (c) Ces quatre morts appartenaient au même propriétaire. Ils ont été atteints, après la première vaccination, d'une entérite avec constipation auxquelles ils ont succombé. Ils ne sont donc pas morts du rouget. — (d) Mort du rouget naturel ; l'épizootie sévissait à ce moment dans le pays. — (e) Dans ces 9 porcs sont compris les 4 que le propriétaire croyait, sans en être sûr, être morts du rouget. Les autres 5, qu'un autre propriétaire dit avoir perdus du rouget, n'ont été atteints qu'à l'automne 1886. — Nota. Les chiffres des colonnes 16, 17 et 18 ont été fournis par l'enquête. Ceux des colonnes 17 et 18 ne sont quelquefois qu'approximatifs, attendu que les propriétaires qui remplissaient le questionnaire n'étaient pas toujours bien fixés. — Les chiffres des colonnes 13, 19, 20 et 21 ont été donnés par les intéressés eux-mêmes au moment de la vaccination.

Tableau indiquant les résultats définitifs des vaccinations de 1886.

NUMÉROS D'ORDRE des communes où il a été vacciné.	NOMBRE DE VACCINÉS.	AGE (EN MOIS).								RACE		RENSEIGNEMENTS obtenus sur	MORTS ENTRE LA 1re ET LA 2e VACCINATION.	VACCINÉS MORTS DANS LES 8 JOURS suivant la 2e opération.	VACCINÉS MORTS DU ROUGET au 1er octobre 1887.	NON VACCINÉS MORTS DU ROUGET en 1886-1887.			MORTS DU ROUGET avant l'opération chez les propriétaires qui ont fait vacciner.	
		1 1/2	2	2 1/2	3	3 1/2	4	4 1/2	5 1/2	Commune.	Améliorée.					Dans des étables de vaccinés.	Chez les voisins qui n'ont pas fait vacciner.	Dans les villages immédiatement voisins.	En 1886.	En 1885.
1	2	3	4	5	6	7	8	9	10	11	12	13	14	15	16	17	18	19	20	21
1	20	»	»	»	20(a)	»	»	»	»	20	»	20	»	»	»	»	»	14	6	15
2	32	»	»	»	32	»	»	»	»	32	»	32	»	»	»	»	16	40	3	21
3	78	4	28	20	9	»	8	9	»	48	30	69	2(b)	»	»	2	9	20	43	14
4	18	»	»	»	13	5	»	»	»	13	5	18	»	»	»	»	1	25	5	»
5	149	»	27	16	54	45	7	»	»	138	11	140	7(c)	»	»	6	26	35	43	48
6	33	»	7	6	20	»	»	»	5	33	5	38	»	»	»	4	14	20	»	2
7	102	»	»	7	35	34	22	»	4	87	15	102	»	»	»	3	35	60	30	53
8	20	»	»	»	20	»	»	»	»	»	20	20	»	»	»	»	»	33	»	»
9	14	»	»	7	7	»	»	»	»	14	»	14	»	»	»	»	30	50	4	7
10	31	»	9	»	22	»	»	»	»	31	»	31	3(d)	»	»	»	16	36	14	8
	502	4	71	56	232	84	37	9	9	416	86	484	12	»	»	15	147	383	148	168

(a) Un de ces porcs n'a reçu que le deuxième vaccin et n'en a pas été incommodé. — (b) Le propriétaire qui a perdu ces deux porcs entre la première et la deuxième opération en avait perdu deux autres quelques jours avant la première inoculation. — (c) Trois morts du rouget, trois de rachitisme et un d'accident; un a eu des douleurs aux jambes quelques jours après la première inoculation. — (d) Les trois morts sont survenues à la suite d'une sortie des animaux sur un trèfle givré, trois jours après la première vaccination.

Nota. — Les chiffres des colonnes 17, 18 et 19 ont été fournis par l'enquête. Ceux des colonnes 18 et 19 ne sont quelquefois qu'approximatifs, attendu que les propriétaires qui remplissaient le questionnaire n'étaient pas toujours bien fixés. — Les chiffres des colonnes 14, 20 et 21 ont été donnés par les intéressés eux-mêmes au moment de la vaccination. — Il faut remarquer en outre que presque tous les porcs morts, indiqués dans les colonnes 20 et 21, appartenaient à des propriétaires qui n'avaient pas fait vacciner en 1885. En tous cas aucun vacciné ne figure dans ces chiffres.

ros et possède un curseur à vis. Après avoir bien agité le tube du vaccin, la seringue est remplie complètement et le curseur descendu jusqu'au numéro 1 ; c'est cette petite quantité de liquide qui est introduite sous la peau de la cuisse droite de l'animal couché sur le côté droit. Le curseur de la seringue est remonté au numéro 2 et la seconde opération pratiquée sur un deuxième sujet, et ainsi de suite. Une pleine seringue suffit donc pour vacciner huit porcs. Avec un peu d'habitude et d'habileté de la part des aides, on arrive facilement à inoculer de 100 à 150 porcs par heure.

Douze ou quinze jours après, on pratique la même opération avec le *deuxième* vaccin, mais en piquant, cette fois, la cuisse gauche, c'est-à-dire celle qui n'a pas reçu la première inoculation.

Lorsqu'on a un grand nombre de sujets à vacciner il faut les faire coucher sur une table assez longue pour en contenir trois ou quatre. On s'évite ainsi beaucoup de fatigue.

On ne peut espérer les bons effets de la vaccination que tout autant que le vaccin inoculé a été introduit très pur, c'est-à-dire privé de toute souillure. Pour cela, il faut que la seringue soit très propre et complètement désinfectée avant de s'en servir.

En outre, pour éviter le plus possible la chance d'introduire sous la peau des microbes quelconques avec la pointe de l'aiguille, nous avons la précaution de nettoyer l'endroit de la piqûre à l'aide d'une petite éponge imbibée d'un liquide désinfectant.

Pour que le vaccin conserve toute sa pureté, il faut le tenir au frais, dans une cave autant que possible, et l'employer au moins dans les deux ou trois jours qui suivent sa sortie des laboratoires. Tout tube ouvert doit être employé dans la journée et le reste ne peut servir le lendemain.

La seringue ne peut pas non plus être employée à plusieurs jours d'intervalle sans subir une purification complète.

Ce nettoyage, très délicat, consiste à démonter la seringue, à rejeter les pistons et les coussinets en cuir, à faire bouillir les autres parties, durant vingt minutes, dans de l'eau phéniquée, à les essuyer avec un linge fin et propre et à remettre le tout en place avec de nouvelles pièces en cuir neuves. Si l'opérateur ne croit pas pouvoir faire cette désinfection d'une manière parfaite, il ne doit pas hésiter à envoyer l'instrument à l'Institut Pasteur.

Lorsqu'on est en train de vacciner un certain nombre de porcs, il faut bien veiller à ce qu'aucun n'échappe sans avoir été inoculé. Le meilleur moyen d'éviter tout oubli, c'est de faire marquer les animaux à mesure qu'ils sont opérés à l'aide d'une couleur quelconque, d'une boule de bleu d'azur par exemple que l'on trouve dans toutes les fermes. On comprend facilement que, sans ces précautions il pourrait arriver que des porcs ne seraient pas du tout vaccinés, tandis que d'autres auraient reçu double dose ou bien auraient été inoculés avec le deuxième vaccin sans avoir reçu le premier. De là des accidents possibles.

Les porcs doivent être vaccinés jeunes; l'âge de 2 à 4 mois est le plus favorable, mais on peut opérer utilement jusqu'à 7 ou 8 mois.

Tout porc vacciné jeune peut l'être de nouveau l'année suivante. Il est donc facile de maintenir les verrats et les truies mères à l'abri du rouget.

La durée de l'immunité acquise par la vaccination est de 15 à 18 mois, temps suffisant pour avoir les porcs à l'abri du mal durant toute leur vie économique ordinaire.

Le vaccin ne préserve pas les sujets en puissance du mal; il peut même hâter leur mort.

Il faut donc de préférence vacciner avant que le rouget sévisse dans la contrée.

Durant la période de la vaccination, il faut tenir les animaux bien secs; ne pas trop les gorger de nourriture; ne pas les fatiguer par des marches; ne pas les laisser mouiller; ne pas les laisser exposés au soleil trop chaud; ne pas les envoyer sur les pâturages couverts de givre ou de rosée; en un mot, les soigner un peu depuis le jour de la première inoculation jusqu'à huit jours après la seconde.

CHAPITRE VI

Police sanitaire.

Lorsque le rouget a pénétré dans une porcherie on doit se hâter de prendre les mesures propres à en arrêter le développement. Ces mesures sont du reste prescrites par les règlements de la police sanitaire qui ont en vue, en même temps, la préservation des animaux du propriétaire atteint et de ceux des voisins.

Le rouget ayant été classé parmi les maladies réputées contagieuses tombe sous le coup de l'application de la loi du 21 juillet 1881, les décrets des 22 juin 1882 et 28 juillet 1888 et des arrêtés ministériels des 12 mai 1883 et 28 juillet 1888.

D'après ces lois et décrets ou arrêtés, tout propriétaire, toute personne ayant, à quelque titre que ce soit, la charge des soins ou la garde d'un porc atteint ou soupçonné d'être atteint du rouget, est tenu d'en faire, sur-le-champ, la déclaration au maire de la commune où se trouve l'animal. Sont également tenus de faire cette déclaration tous les vétérinaires qui seraient appelés à le soigner.

L'animal malade doit être immédiatement, et avant même que l'autorité administrative ait répondu à l'avertissement, séquestré et maintenu isolé, autant que possible, des autres animaux. (Art. 3 de la loi du 21 juillet 1881.)

Le maire doit faire procéder sans retard à la visite de l'animal malade ou suspect par le vétérinaire sanitaire de la circonscription.

Ce vétérinaire constate et, au besoin, prescrit la séquestration et les mesures de désinfection immédiatement nécessaires. Dans le plus bref délai, il adresse son rapport au préfet (Art 4. même loi.)

Lorsque le rouget est constaté dans une commune, le préfet prend un arrêté portant déclaration d'infection des locaux, cours, enclos et pâtures dans lesquels se trouvent les animaux malades.

A partir de ce moment il est interdit au propriétaire d'introduire des porcs sains dans la ferme, d'abattre les malades sans en donner préalablement avis au maire, de vendre, si ce n'est pour la boucherie, les porcs qui ont été exposés à la contagion. Dans le cas de vente pour la boucherie, les animaux sont marqués; le maire délivre un laissez-passer, qui lui est rapporté dans un délai de cinq jours avec un certificat attestant que les animaux ont été abattus. Ce certificat est délivré par l'agent préposé à la police de l'abattoir ou par l'autorité locale dans les communes où il n'existe pas d'abattoir. Les animaux transportés en vue de la boucherie ne peuvent être conduits qu'en voiture ou par chemin de fer.

Aucune matière solide ou liquide des déjections, ainsi que les litières et fumiers ne peuvent sortir des locaux infectés sans avoir été désinfectés au préalable. (Art. 14 et 15 de l'arrêté du 28 juillet 1888.)

Article 18 du même arrêté. — Lorsque le rouget prend un caractère envahissant, un arrêté du préfet interdit la circulation, le colportage ainsi que l'exposition ou la mise en vente des porcs dans les foires et marchés et autres réunions ou rassemblements d'animaux.

Art. 19. — Les personnes qui voudront faire pratiquer l'inoculation préventive du rouget devront en faire préalablement la déclaration au maire de la commune.

Un certificat du vétérinaire opérateur, indiquant la date à laquelle l'inoculation a été terminée et le nombre d'animaux inoculés, est remis au maire immédiatement après l'opération.

Pendant les quinze jours qui suivent cette date, les animaux restent sous la surveillance du vétérinaire sanitaire, et il est interdit de s'en dessaisir, si ce n'est pour les faire immédiatement abattre.

Art. 20. — La déclaration d'infection ne peut être levée que lorsqu'il s'est écoulé un délai d'un mois sans qu'il se soit produit un nouveau cas de rouget et après constatation, par le vétérinaire sanitaire, que toutes les prescriptions relatives à la désinfection ont été exécutées; elle peut être levée immédiatement après la désinfection, si tous les porcs qui se trouvaient dans les locaux infectés ont été abattus.

Cette déclaration peut être levée, en cas d'inoculation préventive de tous les porcs ayant été exposés à la contagion, quinze jours après l'opération, si aucun nouveau cas de rouget ne s'est déclaré parmi ces animaux pendant ce laps de temps et s'il est constaté par le vétérinaire sanitaire que toutes les prescriptions relatives à la désinfection ont été exécutées.

Art. 22. — Lorsque le rouget est constaté sur un champ de foire ou un marché, les animaux malades sont mis en fourrière et séquestrés.

Pendant la durée de la séquestration le propriétaire peut faire abattre ses animaux malades; les cadavres sont enfouis. Les animaux qui ont été en contact avec les bêtes reconnues malades sont signalés aux maires des communes où ils sont envoyés.

La désinfection doit se faire suivant les règles prescrites par l'arrêté ministériel du 12 mai 1883.

Elle doit s'appliquer à tout ce qui peut recéler les germes de la contagion et notamment :

1° Aux locaux, aux fumiers, litières, auges et objets divers qui ont pu être souillés par les animaux atteints du rouget;

2° Aux ruisseaux, rigoles et conduits servant à l'écoulement des déjections liquides ; aux fosses à purin et aux lieux de dépôt des fumiers ;

3° Aux cours, enclos, herbages et pâturages où ont stationné les animaux malades ;

4° Aux véhicules qui ont servi au transport des malades ou de leurs cadavres et fumiers ;

5° Aux cadavres et à leurs débris.

On peut employer des agents divers pour la désinfection.

Le meilleur, sans contredit, est le feu qui détruit, d'une façon absolue, tous les germes de maladie. On s'en servira donc toutes les fois que ce sera possible ; c'est ainsi qu'on pourra détruire les petits objets de peu de valeur, la paille et même les cadavres ; on flambera tous les ustensiles en fer.

Le fumier extrait de l'étable sera arrosé fortement avec une solution d'acide phénique à 2 pour 100, ou de vitriol bleu à 10 pour 100 et recouvert ensuite d'une couche de terre.

Le sol et les murs, jusqu'à un mètre de hauteur au moins, seront lavés à grande eau et arrosés ensuite avec la même solution. Tous les autres objets qui ne passeront pas au feu seront lavés et arrosés avec le liquide désinfectant.

Les cadavres et débris que l'on voudra enfouir seront arrosés de la même manière et toutes les précautions seront prises pour ne rien laisser tomber ou écouler sur le chemin parcouru jusqu'à la fosse. Celle-ci doit avoir la profondeur suffisante pour qu'il y ait, une fois comblée, un mètre cinquante de terre au-dessus du cadavre.

Enfin, les personnes elles-mêmes qui ont été en contact soit avec des porcs atteints du rouget, soit avec leurs cadavres, leurs débris, leurs fumiers, et dont les vêtements, les chaussures, les mains peuvent être souillés de matières contagieuses, sont tenues de se laver et savonner les mains et les bras immédiatement après chaque contact, et de laver aussi les chaussures et les vêtements.

.·.

Nous terminons ce travail en disant que le rouget disparaîtra rapidement dès le jour où la vaccination se généralisera et où les règlements de police sanitaire seront exécutés par tous. Au reste, les propriétaires qui ne se conforment pas à ceux-ci tombent sous le coup des articles 30, 31, 32, 33 et 35 de la loi du 21 juillet 1881, qui punissent les délinquants de peines qui varient de 15 francs à 2000 francs d'amende et de six jours à trois ans de prison, selon la gravité et les conséquences du délit.

TABLE DES MATIÈRES

CHAPITRE I

CHAPITRE II

CHAPITRE III

CHAPITRE IV

9079-91. — Corbeil. Imprimerie Crété.

7

www.ingramcontent.com/pod-product-compliance
Ingram Content Group UK Ltd.
Pitfield, Milton Keynes, MK11 3LW, UK
UKHW021020180726
13838UKWH00004B/1589

9 782329 310299